INDICATIONS THÉRAPEUTIQUES

DES

EAUX MINÉRO-THERMALES

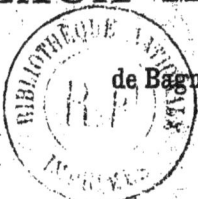

de Bagnères-de-Bigorre (Hautes-Pyrénées)

(SOURCES DE SALUT)

DANS LES NÉVROPATHIES DE L'ENFANCE

PAR

Le Dr Charles LACOSTE
MÉDECIN STAGIAIRE AU VAL-DE-GRACE

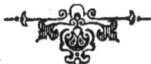

LYON
IMPRIMERIE R. SCHNEIDER
Anc' SCHNEIDER FRÈRES
Quai de l'Hôpital, 9
—
1906

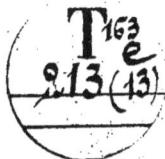

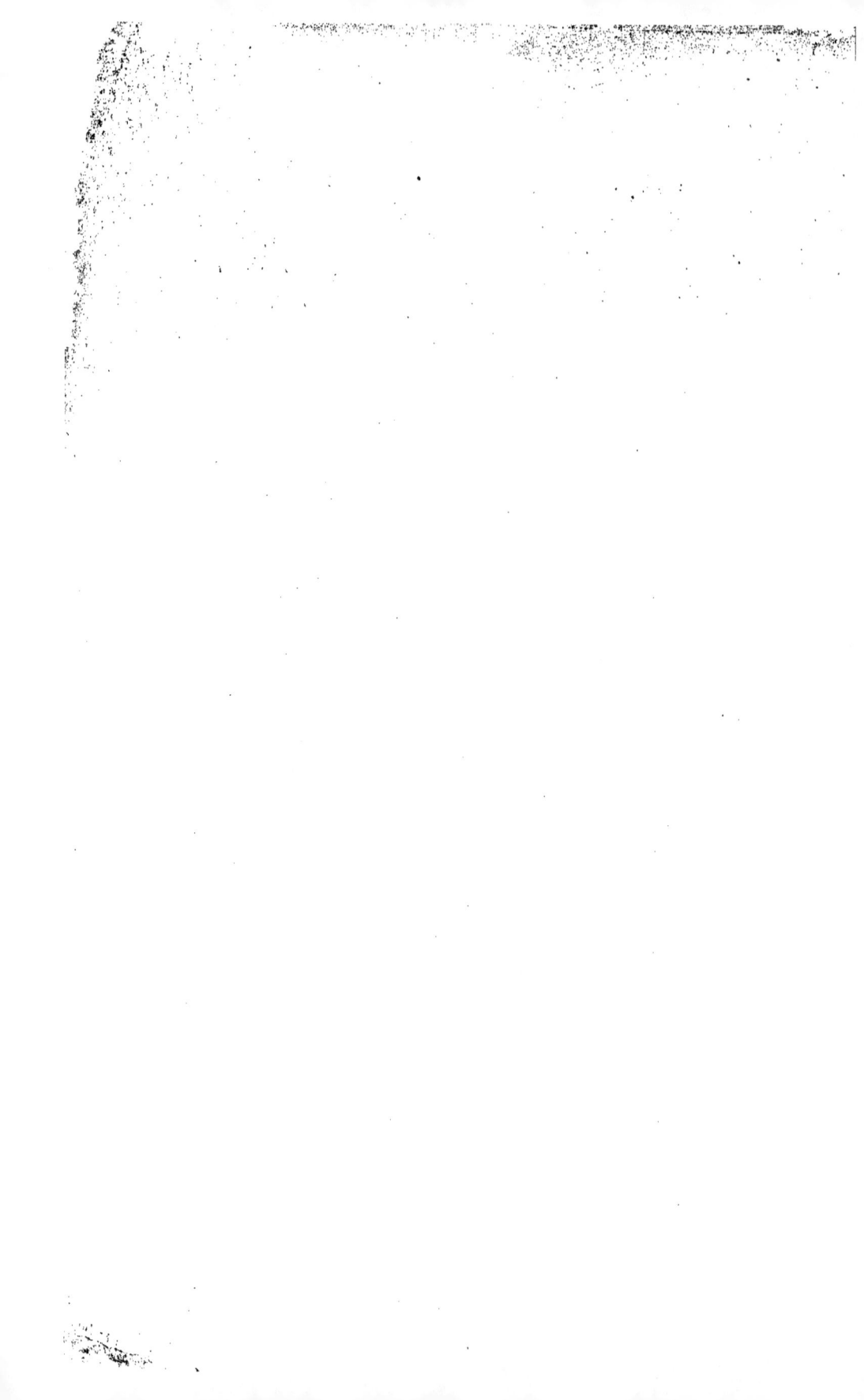

INDICATIONS THÉRAPEUTIQUES

DES

EAUX MINÉRO-THERMALES

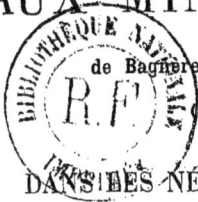

de Bagnères-de-Bigorre (Hautes-Pyrénées)

(SOURCES DE SALUT)

DANS LES NÉVROPATHIES DE L'ENFANCE

LA

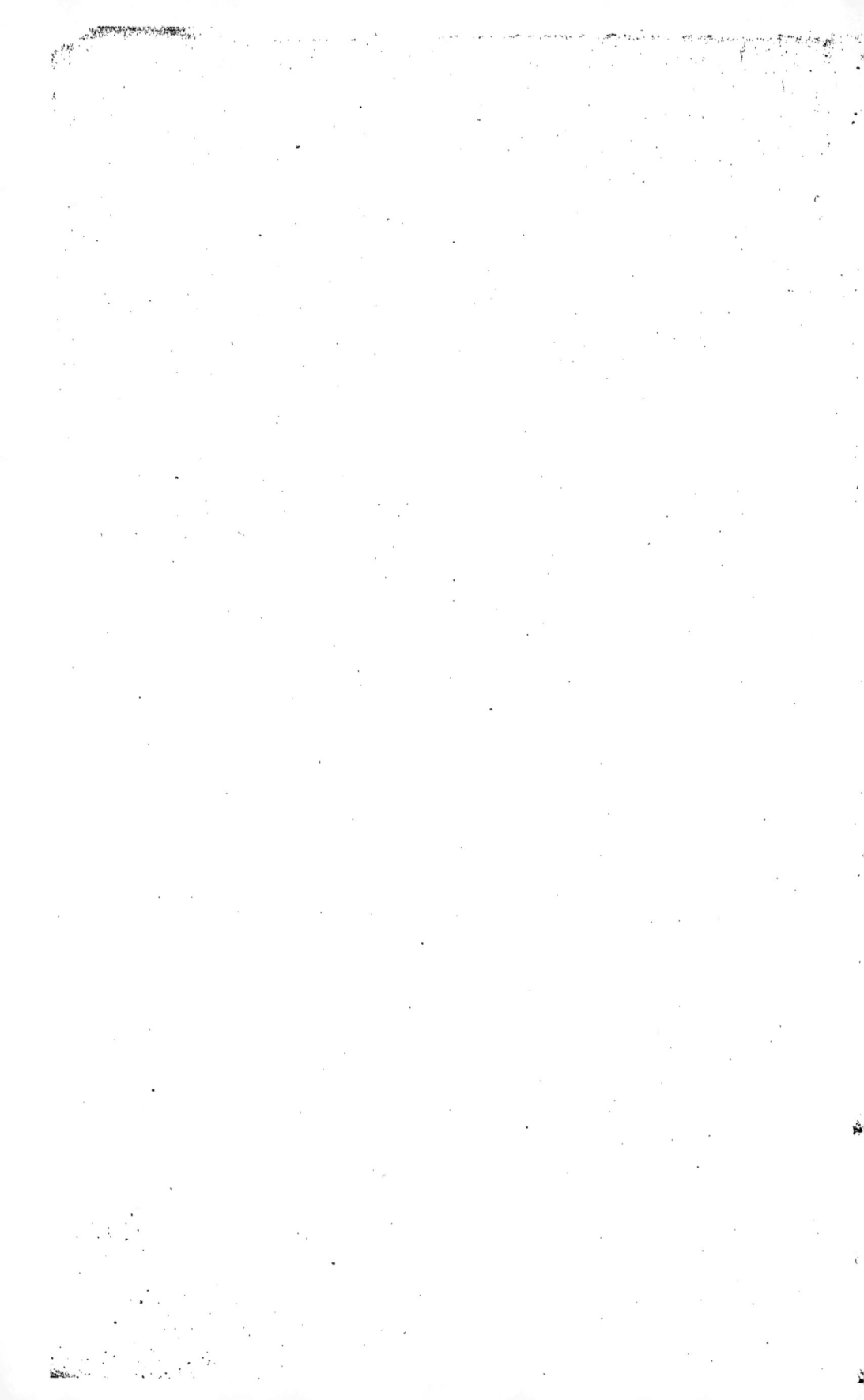

INDICATIONS THÉRAPEUTIQUES

DES

EAUX MINÉRO-THERMALES

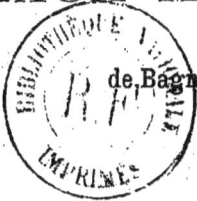

de Bagnères-de-Bigorre (Hautes-Pyrénées)

(SOURCES DE SALUT)

DANS LES NÉVROPATHIES DE L'ENFANCE

PAR

Le Dr Charles LACOSTE

MÉDECIN STAGIAIRE AU VAL-DE-GRACE

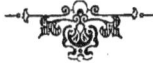

LYON
IMPRIMERIE R. SCHNEIDER
Anc¹ SCHNEIDER FRÈRES
Quai de l'Hôpital, 9
—
1906

A NOS CHERS DISPARUS

A MON PÈRE

A MA MÈRE

Pour eux mon affection est de
celles que les mots restent
impuissants à traduire.

A MES GRANDS-PARENTS

A TOUS CEUX QUI ME SONT CHERS

A MES AMIS

A MES MAITRES

1 LA

A mon Président de Thèse

Monsieur le Professeur SOULIER

PROFESSEUR DE THÉRAPEUTIQUE A LA FACULTÉ DE MÉDECINE
MÉDECIN HONORAIRE DES HOPITAUX
MEMBRE CORRESPONDANT DE L'ACADÉMIE DE MÉDECINE

INTRODUCTION

L'étude thérapeutique des névropathies de l'enfance, que les fascinants résultats de la thérapeutique chirurgicale moderne avaient fait négliger, a été cependant remise à l'ordre du jour à l'occasion des nombreux succès obtenus grâce aux méthodes physiques et plus particulièrement à l'électrothérapie.

Nous devons avouer, en effet, que les moyens d'action dont nous disposons vis-à-vis de ces affections sont peu nombreux et d'une efficacité peu satisfaisante. Nos insuccès sont dus à plusieurs causes : c'est ainsi qu'en ce qui concerne les médicaments nervins, notre impuissance thérapeutique peut s'expliquer par la difficulté de préciser la posologie de ces agents; par notre ignorance relative du mécanisme exact de leur action physiologique chez des sujets dont les processus réactionnels sont aussi variables, aussi imprévus et parfois aussi déconcertants qu'ils le sont chez les enfants, et en troisième lieu enfin par la complexité d'influences étiologiques et pathogéniques qui souvent nous échappent.

C'est pour ces raisons diverses que les nombreuses médications essayées jusqu'à ce jour comptent naturellement à leur actif un certain nombre d'imperfections et de succès et que les unes et les autres ont eu leurs détracteurs et leurs partisans. Mais parmi les agents thérapeutiques dont nous disposons actuellement contre les affections névropathiques de l'enfance, il en est un qui nous paraît avoir été injustement négligé et dont on n'a pas songé à tirer tout le parti désirable : c'est l'hydrothérapie minéro-thermale dont les traités classiques et les ouvrages spéciaux ne font qu'une courte mention.

On doit à la vérité de dire que ce traitement reste encore bien empirique, car le mode d'action des eaux thermales est obscur et difficile à préciser ; mais il n'y a pas là un motif suffisant de se priver de leurs services, et les observations que nous avons pu recueillir et que nous publions ici nous prouvent tout le parti que le praticien peut tirer de l'emploi rationnel et méthodique de l'hydrothérapie minérale.

Parmi nos stations françaises pyrénéennes, une se distingue surtout par les effets remarquables que ses sources exercent sur les névropathies en général et sur celles de l'enfance en particulier. C'est la station de *Bagnères-de-Bigorre* (Hautes-Pyrénées), dont nous avons pu apprécier depuis plusieurs années l'efficacité des sources. Cette station thermale, par la nature de ses eaux minérales, occupe une place à part dans le groupe occidental des stations pyrénéennes. En effet, tandis que l'élément principal du groupe pyrénéen en général est le principe sulfureux et ses produits de dégénérescence ou de transformation (soufre précipité, sulfates), si richement représenté à Barèges, Cauterets, la station, qui nous occupe ne compte que la source sulfureuse froide (11°63 à 13°75) de *Labassère*, bien connue par sa remarquable fixité et la facilité de son exportation. A part cette source et quelques ferrugineuses, toutes les autres sont des sulfatées calciques, magnésiennes, susceptibles d'un groupement rationnel d'après leurs propriétés physiologiques. Abandonnant les dénominations d'eaux inermes, indifférentes, proposées par certains hydrologues, nous adopterons la classification *en excitantes fortes*, *excitantes moyennes* et *sédatives* ou calmantes.

Dans le premier groupe nous rangeons les sources de Salies (51°), Théas (51°), Cazeaux (50°), Dauphin (49°), Reine (46°), la Tour (44°). La deuxième classe renferme les sources de Fontaine-Nouvelle (38°), Grand-Pré (38°). Enfin les sédatives ou calmantes comprennent le Foulon (35°), le Platane (33°), Marie-Thérèse (33°), Versailles (33°) et enfin Salut (33°, 32°5, 32°) qui doit faire l'objet de cette étude.

Cette dernière source, en effet, a toujours montré une heureuse influence sur les névropathies, influence déjà connue depuis longtemps et qui attira l'attention des grands cliniciens. Sans rappeler tous ceux qui, comme BORDEU, savant hydrologue, avaient eu foi en leurs vertus, nous voyons qu'en 1887, le professeur JULES SIMON, ce grand médecin de l'enfance, désirait que l'on approfondît et que l'on précisât les connaissances générales que l'on possédait sur leur efficacité, indubitable pour lui, lorsqu'il écrivait :

« Et d'ailleurs, Bigorre, si merveilleusement dotée « de ces sources si variées, possède une valeur spéciale « qui la met hors de pair dans le traitement des névro-

« ses, grâce à ses deux sources hyposthénisantes dont
« vous ne trouverez nulle part l'équivalent : ce sont les
« sources de Salut et du Foulon. Salut surtout me paraît
« jouir de propriétés que je n'ai jamais rencontrées
« ailleurs au même point. »

Et plus loin :

« Les eaux thermales rendent encore moins de ser-
« vices aux enfants nerveux, qu'elles ne leur procurent
« d'excitations et de perturbations préjudiciables... Je
« n'ai plus à vous apprendre que les enfants nerveux,
« irritables ou atteints de maladies de l'encéphale,
« de la moelle, de névroses ne peuvent supporter les
« bords de la mer, ni les eaux minérales excitantes,
« eaux sulfureuses ou chlorurées... Cependant la sta-
« tion de Bagnères-de-Bigorre, par les propriétés cal-
« mantes de certaines de ses sources, produit les faits
« les plus probants à l'appui de l'emploi des eaux mi-
« nérales dans le traitement des maladies nerveuses
« chez les enfants. »

DURAND-FARDEL, d'ailleurs, auquel il faut toujours
revenir dans les questions d'hydrologie clinique, leur
avait déjà consacré de longs développements.

FLECHSIG, à l'étranger, CONSTANTIN JAMES, leur trou-
vent de nombreuses indications dans la neuropatho-
logie.

Enfin, dans la *Revue internationale de médecine et de
chirurgie* du 25 juin 1905, M. le professeur GRASSET
consacre quelques lignes élogieuses aux eaux hyposthénisantes de Bigorre, qu'il rapproche des stations célè-
bres de Ragatz, de Schlangenbad et de Wildbad. Des
voix aussi autorisées ne pouvaient que nous encoura-

ger plus puissamment à rajeunir et à compléter l'étude
de cette source par la publication des quelques observations suivantes que nous avons pu réunir.

Notre modeste contribution à cette étude comportera
d'abord quelques considérations générales topographi-
ques. historiques, sur les sources de Salut. Dans un
second chapitre, nous étudierons leurs propriétés physiques, leur composition, puis leurs propriétés biologi-
ques, thérapeutiques. Nous envisagerons alors les résultats de la clinique consignés dans nos observations et
nous en déduirons les indications. Nous étudierons
ensuite les règles auxquelles leur mode d'emploi doit
être assujetti, quels sont les facteurs auxiliaires de la
cure, et parmi ceux-ci le climat de notre station nous
occupera plus particulièrement ; car l'on sait suffisamment combien est grande l'importance qu'on lui accorde avec raison dans le traitement des affections
nerveuses.

CHAPITRE PREMIER

Considérations historiques et topographiques.

Entre les vallées du Gave de Pau et de l'Adour, du massif que domine le Pic du Midi de Bigorre, jaillissent de nombreuses sources thermales qui pourraient présenter des rivales de toutes les eaux françaises et même européennes. Un groupe très complexe, celui de Bagnères, a depuis longtemps mérité de retenir l'attention de savants illustres. De ce faisceau se détachent les sources de *Salut*. Elles jaillissent au pied d'un massif calcaire; le ruisseau auquel elles donnent naissance, et qui porte le nom d'Aygues-Tébios (eaux tièdes) a formé un vallon bien souvent chanté des touristes et des poètes.

« La route qui conduit aux bains de Salut, écrivait
« Laboulinière vers 1808, est une superbe allée de
« peupliers dont les contours sinueux, ainsi que le pay-
« sage environnant, sont faits pour charmer la vue.
« C'est une promenade délicieuse qui seconde à mer-
« veille l'efficacité des eaux de Salut. Une petite place
« plantée de tilleuls termine l'avenue, et c'est là le
« rendez-vous de tous ceux qui viennent faire leur

« cour à la nymphe du lieu et aux languissantes beau-
« tés que sa naïade y rassemble. »

D'un tout autre style, par privilège du roy en date
du 18 novembre 1728, le sieur Pierre Descaunets, chi-
rurgien, écrivait :

« On trouve à un demi-quart de lieue au-dessus du
« Pré, au fond d'un vallon, une fontaine recomman-
« dable par les effets salutaires qu'elle y procure ; aussi
« l'appelle-t-on la Fontaine de Salut. »

En dehors de ces données déjà anciennes sur la situation des eaux qui nous occupent par rapport à la station
thermale dont elles dépendent, les Archives de Bagnères
possèdent de nombreux documents relatifs aux droits
de propriété. à la construction des thermes de Salut.
Une décision du 12 décembre 1769 nous rapporte à des
concessions faites à la commune par les souverains
comtes de Bigorre en l'année 1272.

Mais ce droit de propriété de la communauté était-il
bien déterminé ? Les eaux, objet de notre thèse, étaient-
elles régulièrement utilisées à ces époques reculées ?
Les archives et la précieuse collection des registres des
délibérations du Corps municipal que nous avons consul-
tées, nous permettent de répondre négativement, du
moins pour une installation confortable, l'eau s'utili-
sant probablement et uniquement dans une piscine à
ciel ouvert attenant à la source même.

Par un édit du Roy du mois d'août 1692, nous voyons
nommer Mᵣₒ Ph. Duzer, sieur de Salut « à l'office de
« notre conseiller, maire de la ville et communauté de
« Baignères ». Désormais, le sieur de Salut signe :
Seigneur de Salut.

La splendeur de la source ne semble pas être à la hauteur d'un tel titre et M. de Caubous, dans ses mémoires, évalue à 15, 20, 30 livres à peine leur revenu annuel. Aucune construction ne s'élève. Un hasard donna l'élan à l'œuvre nouvelle. Le légendaire maréchal de Richelieu, que la duchesse de Bourgogne appelait sa jolie poupée, devenu gouverneur de Guyenne et Gascogne, vint après les débuts de la guerre de sept ans demander à Bagnères de réparer les maux et les faiblesses qu'il n'avait pas tous contractés au service de Mars. Il fait construire à Salut un bain à son usage.

En 1765, M. d'Étigny, à qui les régions pyrénéennes doivent tant, ordonne la construction d'un bain de Salut en maçonnerie, ainsi qu'en fait foi un mémoire du 8 avril 1765. Ce bain n'est d'ailleurs alimenté qu'irrégulièrement, en raison d'une dualité entre le propriétaire de la source et la ville, propriétaire de l'immeuble. Cet antagonisme se continue jusqu'en 1783, où une ordonnance enlève à la communauté ses privilèges : cet acte tranchait au préjudice de la ville la question de la propriété de Salut.

Cette histoire d'un établissement thermal que nous avons essayé d'exhumer de la poussière des archives, nous la relisons dans les superbes thermes de 1905, où sous les peintures aux nuances calmantes, nous voyons s'arcbouter les voûtes à plein cintre des six premiers bains et plus loin, de colonnes massives, au chapiteau un peu lourd, s'élancent deux voûtes d'ogives entrecroisées. Ainsi, à la fin du xviii° siècle, Salut s'étend, s'allonge ; un clocheton orné d'un œil-de-bœuf, dans le goût de l'époque le surmonte. Tel que nous le voyons aujourd'hui, tel le virent les auteurs de mémoires et de guides trop nombreux qui nous en ont laissé la description. La façade regardait l'orient et une allée parallèle en terrasse semblait prolonger la route qui y menait. Seul a disparu un bassin au sud de la place et qui recevait les eaux d'une source abondante et pittoresque. A sa place fut construit, en 1888, un très luxueux bâtiment destiné à l'installation des douches.

Depuis lors, les améliorations vont sans cesse se multipliant avec les agrandissements dus à l'administration nouvelle. La ville, depuis 1905, a repris sa propriété, et l'on voit, au nombre des voitures qui sillonnent la large avenue qui y mène, que l'on ne méconnaît plus les bienfaits de l'hydrothérapie comme au temps de M. de Caubous.

CHAPITRE II

Propriétés physiques et composition des eaux de Salut.

A. — PROPRIÉTÉS PHYSIQUES. — Trois sources, bien distinctes à leur point d'émergence, donnent constamment à l'établissement thermal de Salut, 402,400 litres par jour ainsi répartis :

1° Source de la Montagne........ 144,000 litres.
2° Source de l'Intérieur......... 180,000   »
3° Source de la Pompe.......... 78,000   »

Ces sources naissent à quelques mètres les unes des autres, à la base du grand massif calcaire du Monné, énorme réservoir qui alimente de nombreuses sources intermittentes et permanentes.

Malgré le peu de distance qui sépare les trois griffons, ces sources présentent de légères différences de thermalité qui varient ainsi :

Pour la 1re............................ 33° C
Pour la 2e............................ 32° 5
Pour la 3e............................ 32°

Mais ces températures restent constantes en dépit des variations atmosphériques, même aux saisons extrêmes de l'année, ce qui démontre bien l'origine profondément souterraine des griffons.

L'eau est d'une limpidité, d'une translucidité parfaite, même sous la forte profondeur des grands réservoirs d'approvisionnement de l'établissement. Elle a alors une couleur bleu verdâtre, due aux dépôts végétaux qui tapissent les parois de ces réservoirs. Elle est douce et onctueuse au toucher, rappelant par ce caractère les eaux de Schlangenbad ou de Néris. Elle assouplit la peau, ne tache ni le papier ni le linge.

Elle est généralement inodore ; cependant quelques observateurs (Lemonnier, Couzier) ont noté qu'à certaines époques de l'année, et particulièrement après les chaleurs de l'été, elle dégageait une odeur légèrement sulfureuse, peut-être due à la réduction des sulfates ferreux par les matières organiques, ou les micro-organismes végétaux. Personnellement, nous n'avons pas observé ce phénomène si curieux, et si manifeste dans d'autres sources, qualifiées pour cette raison « d'accidentellement sulfureuses ». (*Fontan.*) C'est encore pour ce motif que certains médecins, Marchant, par exemple, classaient autrefois Salut dans les sulfureuses dégénérées.

La saveur en est un peu amère, fade, mais nullement nauséeuse, comme pourrait le faire redouter la thermalité de ces sources. La densité, égale à 1,003, ne diffère pas beaucoup de celle des eaux potables ordinaires. C'est peut-être dans cette densité faible, commune d'ailleurs à toutes les eaux à minéralisation complexe, que réside le secret de leur si grande digestibilité, en dépit de leur température tiède, qui les rendrait trop facilement nauséeuses.

B. — PROPRIÉTÉS CHIMIQUES. — Bien que depuis longtemps déjà les eaux thermales pyrénéennes aient exercé la sagacité des apothicaires du xvie et du xviie siècle, la première étude ayant quelque vague apparence scientifique est due à Xavier Salaignac le Cadet et date de la fin du xviiie siècle. « La température « ture de l'eau de Salut, qui est tiède à peu près « comme le sang, dit l'auteur, a fait enfanter des opi-« nions, qui toutes philosophent plus qu'elles ne per-« suadent; elles invoquent le soleil, les vents, les feux « souterrains, les cendres. » Pour lui, elle serait explicable par « l'effervescence produite par des combinaisons chimiques », d'ailleurs peu compliquées dans son esprit.

Il se livre ensuite à une analyse par neuf réactions avec « l'esprit-de-vin alcoolisé, l'huile de tartre, le vi-« triol marthial, la teinture de violettes, la dissolution « de mercure, la solution d'argent (etc.), et conclue « qu'il est évident que l'eau que je traite a pour miné-« raux fixes du sel de Glauber, du sel marin et une « terre alcaline surabondante, que je reconnais être la « même qui sert de base au sel marin (NaOH, sans « doute) évalués à quinze grains par litre. »

Il faut arriver à l'année 1827, pour trouver enfin une analyse sérieuse des eaux de Salut, faite par *MM. Gan-derax*, inspecteur des eaux minérales, et *Rozière*. Depuis, elle a été reprise maintes fois, en particulier par M. Lefort, qui en fit même le sujet d'un rapport à l'Académie de médecine en 1884; plus tard, par le *Dr Lemonnier*, le *Dr A. de la Garde*, à qui nous devons des recherches si curieuses et si précises sur la compo-

sition des eaux du groupement bigourdan. Enfin,
M. Marchant fit une étude sérieuse des gaz en dissolution dans l'eau de Salut.

Toutes ces analyses ont été faites sous le contrôle de
l'administration supérieure ; la concordance des chiffres
qui ont été obtenus dans les divers cas sont une preuve
de la valeur inattaquable des résultats. Il nous a paru
dès lors superflu de recommencer une fois de plus des
recherches aussi délicates, aussi minutieuses, nécessi-
tant une longue pratique des analyses chimiques, et
nous admettrons pour notre discussion les tableaux qui
ont été établis par nos prédécesseurs.

La réaction des eaux de Salut est très nettement alcaline ; sous leur influence le tournesol vire au bleu.

La méthode primitive, suivie par Ganderax, pour
l'analyse et rapportée par lui est la suivante : il évapore
25 kilogrammes d'eau. Après évaporation, il reste
45 grammes de résidu séc ; c'est-à-dire 1 gr. 80 par
kilogramme. Ce résidu est rouge brun, couleur de
rouille, d'aspect terreux, s'oxydant très facilement à
l'air et augmentant de 6 grammes par cette oxydation.

L'analyse de ce résidu sec donne :

	Source de la montagne	Source de l'intérieur
SO^4Ca	0,800	0,960
SO^4Na^2	0,308	
Co^3Ca	0,240	0,138
Co^3Mg	0,018	0,010
Co^3Fe	0,022	0,040
Cl^2Mg	0,072	0,145
$Cl\,Na$	0,308	0,430
Substance grasse résineuse	0,022	
Substance végétale	0,009	0,010
Perte	0,011	0,025
Minéralisation totale	1,838	1,800

L'analyse de la source de la Pompe, faite en 1884
donne les résultats suivants :

Co^3Ca	0,240
Co^3Mg	0,010
Co^3Fe	0,020
SO^4Ca	0,620
SO^4Na^2	0,200
ClNa	0,200
Silice	0,025
Minéralisation totale..	1,315

(Rapport de M. Lefort à l'Académie de médecine).

En somme, ce qui frappe surtout, c'est la prédomi-
nance très accusée des bases alcalino-terreuses (cal-
cium et magnésium plus particulièrement.

Le fer « récorporant et tonique analeptique par
excellence », de Gubler, n'y joue qu'un faible rôle. La
cure ferrugineuse, si féconde en résultats dans les affections de l'enfance et de l'adolescence, est néanmoins
possible à Bagnères.

Les progrès de l'analyse chimique ont fait découvrir
par M. le docteur de la Garde, dans les eaux qui nous
occupent, de l'arsenic, sous la forme d'arséniate de
soude, au taux de 0 gr. 0007 par litre. Plombières n'en
renferme que 0 gr. 0002. Ce sont certainement des
quantités minimes, mais il ne faut pas oublier que les
eaux de Salut rentrent dans les eaux à minéralisation
très faible.

Nous n'insisterons pas non plus sur les traces d'iode
que M. Filhol trouva dans les sulfuraires, c'est-à-dire
par l'analyse de ces algues arthrodiées (Oscillaria
Beggiatoa) que nous rencontrons sur les parois des
réservoirs.

On y a trouvé du manganèse, le « meilleur synergique » de la médication ferrugineuse d'après *Martin Damourette*.

On y a également décelé l'oxygène, l'anhydride CO_2, de l'azote en dissolution. Sous le rapport de ce dernier gaz, nous croyons bien qu'on a exagéré beaucoup l'action physiologique et curative de ce gaz inerte, que nous ne retrouvons pas dans l'analyse des sources succédanées, telles que Ragaz-Pfäffers par exemple qui obtiennent cependant de brillants succès.

Enfin *H. et P. Weber* avaient découvert dans les eaux de Salut, de l'argon, comme dans les eaux de Bath et de Buxton.

Ce rapide exposé de l'analyse chimique des eaux minérales de Salut, nous permet de nous rendre compte de la diversité des éléments qui entrent dans leur constitution, et nous aurons à discuter plus loin le rôle qui revient à chacun de ces éléments.

Avant d'aborder ce point particulier, nous allons maintenant nous occuper de leur action physiologique générale, en examinant comment elles agissent sur les diverses fonctions de l'économie.

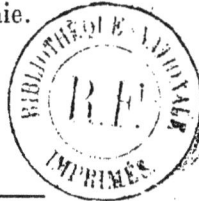

CHAPITRE III

Propriétés physiologiques, thérapeutiques et mode d'action des eaux de Salut.

On peut ranger sous quatre chefs les divers effets physiologiques des eaux de Salut:

1° Action stimulante des fonctions d'élimination rénale;

2° Action excito-sécrétrice de l'appareil glandulaire gastro-intestinal;

3° Action tonique générale;

4° Action sédative sur le système nerveux.

Les trois premières doivent être envisagées à cette place, mais nous ne saurions nous étendre sur ces questions générales qui ne constituent pas l'objet de cette étude.

1° L'action diurétique bien étudiée par *Bordeu, Cascua, Rotureau, Savabeyrouse* est des plus nettes, puisqu'elle se manifeste, d'après Couzier, « quatre-vingt- « dix fois sur cent, quels que soient l'âge, le sexe ou le « tempérament des sujets ».

2° L'eau de Salut en provoquant les sécrétions intestinales, favorise la digestion et régularise les selles.

Nous avons déjà parlé de sa grande digestibilité qui a même permis de la prescrire comme eau de table.

3° L'action tonique n'est plus à démontrer après les brillants résultats obtenus dans le traitement des chloro-anémies, des aménorrhées avec anémie, les neurasthénies utérines, comme en font foi, tant de minutieuses observations déjà publiées dans des travaux antérieurs.

4° Quant à l'action sédative s'exerçant sur le système nerveux, elle est indubitable. Les observations sont nombreuses, en effet, de guérisons ou d'améliorations profondes d'états névropathiques les plus divers, en particulier de ces états connus sous la dénomination d'*hystéricisme, tempérament nerveux, irritabilité nerveuse*, paralysies hystériques, accidents névropathiques liés à des affections catarrhales diverses, d'origine vésicale, gastrique ou utérine plus particulièrement. Nous étudierons plus loin leur influence heureuse sur les névropathies spéciales à l'enfance et en particulier les états choréiques.

Les neurasthénies dans leurs diverses formes, mais surtout dans leurs formes spinales (rachialgie, symptômes génitaux, troubles de la marche) et cérébrospinales (neurasthénie des surmenés), même les neurasthénies locales (*Huchard. Weill*), c'est-à-dire se manifestant par un symptôme plus accentué (névrose cardiaque, vomissements idiopathiques), en ont éprouvé d'excellents effets. De plus, nous verrons dans nos observations les heureux résultats obtenus dans ces affections qui appartiennent autant à l'hystérie qu'à l'épilepsie, dans ces états si difficiles à définir, si déli-

cats pour le clinicien, que l'on a dénommés l'irritabilité, l'instabilité nerveuse si fréquente à cet âge où tous
les systèmes semblent chercher un équilibre définitif
qu'ils ne parviennent parfois jamais à atteindre.

Cette revue générale des effets thérapeutiques des
eaux de Salut dans les névropathies en général, nous
amène naturellement à rechercher par quel mécanisme
peut s'exercer cette influence physiologique et à essayer
de pénétrer brièvement le mode d'ailleurs très obscur et
très complexe de cette action.

Les eaux de Salut rentrent bien dans le groupe des
eaux dites *hydriatiques tièdes* par *M. le professeur
Soulier*, c'est-à-dire de ces eaux agissant par une action
purement médicamenteuse, mais non altérante ou physiologique. « Les pratiques balnéothérapiques et le mode
« d'administration, dit-il, font varier considérablement
« leurs effets alors que leur composition intégrale reste
« constante. »

Les eaux à faible minéralisation (eaux minéro-thermales simples) ont été très malmenées par certains
thérapeutes, qui les ont dédaigneusement appelées eaux
inermes (Gübler), *akrato-thermales, akratochliares* (de
akratos, pur; chliaros, tiède), sous prétexte qu'elles
différaient peu par leur richesse minérale de l'eau po-
table, sauf « par un moins en sels de Ca, un plus en
carbonate et chlorure de Na ».

Sans aller trop haut célébrer les résultats des cures
homéopathiques dans certaines affections nerveuses, certains médicaments minéraux ou métalloïdiques, comme
l'arsenic, l'iode, par exemple, même à doses infinitésimales, n'ont-ils pas eu souvent de très brillants effets?

Notre analyse nous a montré la présence des sels d'arsenic et, d'autre part, Bagnères possède d'autres sources plus nettement arsenicalés encore, et dont l'usage interne est un puissant adjuvant de la cure à Salut.

La présence de l'iode reste douteuse, et cependant, s'il faut en croire *Durand-Fardel*, les eaux oligo-minérales en contiennent toujours, même lorsqu'on n'a pu distinguer la présence de ce métalloïde dans les eaux d'où elles proviennent : ainsi à Néris.

Enfin les recherches toutes récentes de MM. Elster et Geitel, Curie, Strutt, J.-J. Thomson, Himstedt et Ramsay ont montré que « toutes les eaux thermales vérita- « blement efficaces sont radio-actives. C'est une véri- « table révélation de constater que les eaux minérales « qui se sont montrées les plus radio-actives sont les « moins minéralisées ». Serait-ce donc dans les émanations si étranges par leurs propriétés des corps radio-actifs, et principalement dans celles du radium, que nous trouverions la solution de ce *quid divinum*, de « cette inconnue que ni la chimie, ni l'observation « médicale n'ont pu encore isoler », comme le disait Constantin James.

Nous regrettons vivement que la délicatesse et la complexité de ces sortes d'analyses nous aient encore empêché d'examiner l'eau de Salut sous ce rapport-là.

D'ailleurs, si l'on peut contester l'efficacité des doses infinitésimales des agents constitutifs des oligo-minérales, il est indubitable que ce sont les seuls dont l'emploi ne soit pas dangereux dans les cas d'affections nerveuses, et M. Ganderax avait pu dire que « seules

« étaient applicables aux névroses les eaux n'atteignant
« pas 1 gramme de SO^4Ca en particulier et à tempé-
« rature moyenne de 31 à 35° ».

On a recherché en effet dans la thermalité de ces
eaux la raison de leur influence. Cependant, malgré les
affirmations de Braun (de Smolensky), qui ne leur attribue pas « une action différente de celle d'eaux artifi-
« ciellement chauffées », il faut avouer qu'on n'a que
bien rarement observé des succès comparables à ceux
de nos observations, en dehors des cures thermales.

Renz, de Wildbad, concède cependant « que le calo-
« rique emprunté aux couches traversées présente des
« caractères spéciaux, un mode de vibration particulier
« agissant spécifiquement sur la périphérie nerveuse ».
Malheureusement, cette explication nous rappelle trop
bien le *cur opium* de nos anciens confrères pour nous
satisfaire.

Néanmoins, le rôle de la thermalité est indubitable.
Filhol, dont la compétence hydrologique fut si grande,
n'avait-il pas écrit que malgré la similitude chimique
de deux eaux, il faut encore « qu'elles possèdent la
« même température et qu'elles soient administrées de
« la même manière ».

Devrons-nous rechercher encore le mode d'action
dans la plus grande conductibilité électrique de ces
eaux, comme l'ont fait Baumgärtner, en 1834, puis
Scoutetten (1864) et plus récemment Flechsig ?

En somme, le mode d'action des eaux de Salut
comme des eaux thermales, pour lesquelles on ne saurait invoquer leur faible minéralisation, reste encore
bien obscur. Toutes les hypothèses que nous avons en-

visagées montrent suffisamment quels efforts ont été
tentés pour expliquer cette action et quelles difficultés
cette étude a rencontrées.

Quoi qu'il en soit, « ces eaux tempèrent, diminuent
« l'irritabilité et modèrent les foyers de la chaleur
« animale. » (Marchant).

Elles sont très puissamment hyposthénisantes et sédatives, et nous trouverons leurs indications dans tous
les cas d'amoindrissement, d'épuisement nerveux ou
de lésions irritatives.

J. Simon les trouve dans le nervosisme, l'irritabilité
cérébrale ou cérébro-spinale, la névropathie, l'hystérie, l'épilepsie, la chorée même dans sa période
aiguë. « En résumé, dit-il, je ne connais pas de station
« mieux appropriée aux enfants atteints de névrose,
« hystérie naissante avérée, tempérament nerveux,
« névropathie, chorée et même épilepsie. »

Ce qui frappe à la lecture de tous les auteurs qui se
sont occupés de *Salut*, c'est que tous lui reconnaissent,
en dehors de son action sédative, une sorte d'effet tonifiant auquel nous avons déjà fait allusion en étudiant
les propriétés physiologiques. C'est ainsi que *Flechsig*
trouve les indications thérapeutiques des sources de
Salut, « sous forme de bains et de douches, dans
« la chloro-anémie, la mélancolie, chez les personnes
« affaiblies par les veilles ou les chagrins », en un mot,
chez les neurasthéniques. Nous avons pu nous-même
constater de très heureux résultats chez les adultes.

Déjà en 1808, Daquin, associé de l'Athénée de Lyon,
donnait les conclusions suivantes à une étude sur les
eaux de Bagnères :

« Les eaux de Salut sont donc, en résumé, extrême-
« ment utiles dans les cas de maladies nerveuses où
« les lésions de l'excitation sont avantageusement
« combattues par les antispasmodiques unis aux adou-
« cissants et aux toniques. »

CHAPITRE IV

Les eaux de Salut dans les névropathies de l'enfance.

OBSERVATIONS

Observation I (Professeur J. Simon).

Hystérie.

Une fillette de 8 ans, fantasque, comédienne, menteuse, suivait la pente qui mène fatalement de l'hystérie naissante à l'hystérie avérée. Elle avait contracté l'habitude de bouder, de faire des grimaces, d'avoir des battements de paupières, des contractions passagères des muscles de la face et du cou. Née dans un milieu de névropathes, elle n'était pas sans m'inspirer des craintes sérieuses pour l'avenir. Je l'adressai à Bigorre qui, disait-elle au retour, ne lui avait nullement réussi. La mère de l'enfant soutenait aussi cette thèse avec une grande assurance en présence de la jeune névropathe, qui n'était point fâchée de conserver son rôle intéressant à tous égards, car elle en profitait pour jeter le trouble dans la famille. Malgré ces assertions, que je reconnus erronées dès la première visite, on finit par m'avouer plus tard qu'à la pension on remarquait un changement favorable et que, même dans sa famille, où elle passait ses heures de sortie à la ville, ses allures, son langage, ne prêtaient plus le flanc à des réprimandes et à des critiques trop justifiées. J'ai revu bien des fois cette fillette depuis. Elle a grandi et a pris une assiette, une pondération vraiment extraordinaires. Les toniques, l'arsenic ou le bromure qui, naturellement, avaient été administrés à cette petite malade, ne peuvent être considérés comme les uniques facteurs de la guérison, car elle en avait fait usage avant le traitement thermal et j'avais même, sans succès, essayé de l'isolement. Rien ne suffisait ou, pour mieux dire, tout échouait : c'est donc à Bigorre que revient le mérite du succès.

OBSERVATION II (Dr Gandy)

Délire hystérique.

La petite D..., 13 ans, est envoyée à Bigorre par M. le professeur Arnozan, avec le diagnostic de coxalgie hystérique et des phénomènes délirants touchant presque à la folie mystique. De plus, la petite malade se plaint de violentes douleurs sciatiques, entraînant des désordres fonctionnels considérables de la marche et une grande lassitude au moindre effort.

Le traitement thermal à Salut, sous forme de douches en pluie et en cercle, est difficilement supporté par la malade au début; mais elle s'y habitue progressivement, et un mieux très sensible se manifeste. La marche devient plus facile. La contracture coxalgique disparaît après deux mois de traitement. Le sommeil revient. Les crises de pleurs et le délire d'auto-accusation ont complètement cessé. L'état général est des plus satisfaisants.

OBSERVATION III (Dr Cougombles)

Hystérie.

Mlle de C..., de Montfort, âgée de 12 ans, est adressée par M. le docteur Edgard Hirtz, médecin des hôpitaux de Paris. Elle arrive le 2 juillet 1905. C'est une fillette très nerveuse, sans tare héréditaire, ayant eu il y a quelque temps déjà, des signes de paralysie hystérique avec des troubles moteurs oculaires (strabisme). De plus, l'*œil hystérique* se complète chez elle par de la dyschromatopsie, du rétrécissement du champ visuel.

A son arrivée, nous constatons des zones d'anesthésie franche sur le dos du pied et de la main. De plus, on constate de l'anesthésie sensorielle ainsi distribuée : diminution de l'acuité auditive à gauche, de l'olfaction.

Anesthésie pharyngée. Abolition totale de la sensibilité gustative à gauche. Réflexes pharyngé, abdominal, conjonctival, très diminués. La malade n'a pas de crises, malgré ces nombreux stigmates. Néanmoins, son caractère a beaucoup changé ces derniers temps ; tantôt remuante, irritable, tracassière, elle se laisse aller d'autres fois à une indifférence et à un abattement profonds qu'aucune distraction ne parvient à vaincre.

Traitement : bains de Salut tous les jours, d'une durée de quarante minutes. Tous les deux jours, douche écossaise courte (une minute au plus). Eau ferrugineuse du Grand-Pré en boisson aux repas.

Ce traitement a été suivi très régulièrement pendant vingt-cinq jours. A ce moment (28 juillet), époque à laquelle la jeune malade quitte la station, nous constatons que la sensibilité gustative a à peu près reparu. On ne trouve plus qu'une légère hypoesthésie localisée sur le dos du pied et de la main, mais l'exploration à la piqûre est redevenue sensible.

OBSERVATION IV (Dr Cougombles)

Hystérie naissante.

Mlle J. S..., de Bordeaux, âgée de 13 ans, est envoyée aux eaux de Salut en août 1904. Père rhumatisant ; mère est d'un tempérament nerveux. Il y a trois mois, la petite S... est prise, sans cause connue, d'une crise hystériforme d'une certaine intensité, avec hoquet, spasmes laryngés, décoloration des extrémités, puis douleur violente à point de départ ovarien gauche. Sensation de « boule ». Perte de connaissance et convulsions toniques et cloniques, démontrant la nature de ces phénomènes. De plus, la compression des ovaires fait cesser la crise.

Des crises absolument analogues se reproduisent dans la suite, tous les huit jours environ, ce qui nécessite l'usage, d'ailleurs infructueux, de valérobromine et de bromogénol. Le médecin conseille alors le traitement thermal.

La malade prend des bains quotidiens à 23° de 35 minutes pendant 28 jours. De plus, douches tièdes à jet brisé, pression modérée, d'une durée généralement d'une minute. Eau de Salut en boisson : un verre le matin et un verre le soir avant les repas.

Pendant la durée du traitement, 35 jours, on n'a eu à noter que deux crises provoquées par des contrariétés.

Mᵐᵉ S... quitte la station le 24 septembre, et depuis lors, jusqu'au mois de février 1905, les crises vont s'espaçant considérablement et diminuant d'intensité.

La jeune malade est revenue à Bagnères dans les premiers jours de juillet 1905; elle a suivi le même traitement pendant 22 jours. On constate une amélioration encore plus sensible qui promet une guérison définitive prochaine.

OBSERVATION V (Dʳ Gandy)

Insomnie névropathique.

Jacques X..., 12 ans, est d'un tempérament lymphatique, pâle, anémique, mais surtout très irritable, pouvant déjà être classé parmi les nerveux. Hérédité névropathique. Pas de maladie infectieuse récente dans ses antécédents personnels. A noter cependant une violente agitation, surtout

nocturne, lui enlevant le sommeil et déterminant une
insomnie durant déjà depuis longtemps, très pénible pour
le petit malade et pour ses parents.

L'examen somatique ne révèle aucun trouble fonctionnel
pouvant provoquer la privation du sommeil, en dehors du
nervosisme déjà noté.

Les bains de Salut, ordonnés par le médecin traitant
amènent une sédation et un calme sensibles. Après 21 bains,
l'enfant est complètement remis; l'agitation nocturne a disparu, et il dort parfaitement bien.

Observation VI (Dr Gandy)

Encéphalopathie. — Toux réflexe.

Cette observation est particulièrement intéressante, soit
par elle-même, soit parce qu'elle montre comment on a pu
tourner certaines contre-indications du traitement hydro-
minéral.

Le jeune L..., âgé de 7 ans, est envoyé par M. le professeur
Arnozan, de Bordeaux. A la suite de convulsions, ce petit
malade a présenté des symptômes d'encéphalite diffuse
(fièvre, céphalée, contractures, accès épileptiformes, pros-
tration) ayant nécessité une médication bromurée et iodurée
énergique. Sous cette influence, les symptômes généraux se
sont assez amendés pour rendre opportune une cure thermale, mais incidemment est survenu un rhume tenace semblant proscrire momentanément toute tentative d'hydrothérapie. « Les conditions spéciales de notre station me
« paraissent permettre ce qu'on ne pourrait tenter ailleurs,
« je prescris Salies et Labassère en boisson et au bout de
« cinq jours, je fais commencer les bains de Salut à la tempé-
« rature de 34°5. » Les bains donnés avec un grand soin ont
été très bien supportés. Un traitement de 18 bains a été
régulièrement suivi, au grand avantage de l'enfant, qui s'en
est allé en très bon état.

OBSERVATION VII (Dʳ Gandy)

Chorée généralisée.

Jean R..., 8 ans. Il y a trois mois, début d'une chorée, à marche progressive, très rapidement accentuée et généralisée actuellement, tête et langue comprises. Elle ressemble un peu à une hémichorée, car les symptômes moteurs sont prédominants à droite. Elle donne au petit malade un facies crétinoïde. Les phénomènes marchent vite : les traits deviennent d'une mobilité extrême, les paupières, les joues, les lèvres sont agitées de mouvements désordonnés. La langue roule sur le plancher de la bouche, gênant beaucoup la déglutition et l'articulation des mots. Bientôt même, les mouvements sont tels dans les membres inférieurs, que la station debout devient impossible.

Traitement par le repos, la liqueur de Fowler (XXV à XXX gouttes par jour.) Malgré l'arsenic, les mouvements continuent. On se décide à envoyer l'enfant à Salut. Le médecin joint la médication ferrugineuse au traitement par les douches de Salut. La suppression de l'arsenic semble avoir un retentissement fâcheux, particulièrement sur les fonctions de nutrition. L'enfant mange moins et transpire beaucoup au lit. La première saison semble ne pas porter immédiatement de fruits bien appréciables. Cependant, au bout de quelques mois, le petit malade peut écrire comme un enfant retardé.

Deuxième saison l'année suivante. Les mouvements sont considérablement diminués maintenant, et le malade peut aller en classe.

Enfin, après une troisième saison (traitement identique : douches à Salut et boisson ferrugineuse), le médecin traitant ne constate plus de mouvements choréiques apparents.

Observation VIII (Dr Cougombles)

Chorée généralisée.

Marie C..., âgée de 12 ans, de Toulouse, née de parents rhumatisants. Nervosisme et irritabilité très accentués. Au début de l'année dernière, l'enfant se réveille au milieu de la nuit avec une très violente douleur occipitale accompagnée d'une fièvre intense d'ailleurs de courte durée, puisque le lendemain ces phénomènes d'abord inquiétants sont oubliés. Ils reparaissent de nouveau, au bout de trois semaines, pendant quelques jours. Deux mois après, la malade éprouve des douleurs dans les membres; le médecin traitant les attribue à un réveil de la diathèse rhumatismale. Mais, à ce moment, se manifestent dans le bras droit des mouvements convulsifs, qui, peu à peu, se généralisent à la face et bientôt aux membres inférieurs; les parties affectées deviennent le siège de mouvements irréguliers, désordonnés, véritable « folie musculaire » arythmiques, très diversifiés, sans brusquerie, tout à fait involontaires, tous signes faisant alors porter le diagnostic de chorée généralisée.

Dès le début, la médication arsenicale et les sédatifs habituels du système nerveux (chloral, valériane, bromure) sont employés, tantôt isolément, tantôt associés dans une même préparation. On ne note pas d'amendement des phénomènes.

Le médecin traitant se décide à essayer des eaux thermales. Traitement spécial par l'eau de Salut. Bains de Salut tous les jours et eau de Salut en boissons. Douches alternativement chaudes et froides. Eau ferrugineuse aux repas.

« La jeune malade quitte Bagnères pour ainsi dire guérie « après cinq semaines de traitement; quatre mois après elle « n'a conservé qu'un peu de tremblement spasmodique des « muscles de la face. »

Observation IX (Dʳ Couzier)

Chorée récente.

Émile D..., âgé de 11 ans, de Toulouse, a toujours été d'une bonne santé. Sa mère est sujette à des crises d'hystérie; père rhumatisant.

Il y a six mois, à la suite d'une vive frayeur (on sait l'importance considérable que Sturges accorde à cette cause) l'enfant tombe en syncope. Revenu à lui, il n'accuse tout d'abord aucun trouble. Mais, dès le lendemain, ses parents s'aperçurent de quelques mouvements irréguliers des muscles de la face. Dans la soirée, il eut une « crise de nerfs » assez violente suivie d'un léger état fébrile. La perturbation des mouvements s'est étendue à tout le côté gauche, et présente les caractères d'une chorée partielle se calmant pendant le sommeil. L'intelligence ne présente aucun trouble, mais l'enfant garde une très grande impressionnabilité.

Traitement d'un mois : 25 bains et 10 douches.

La chorée a cessé dans les membres et présente au départ du jeune malade une très grande amélioration. « L'année « suivante, l'enfant est revenu complètement guéri. »

Observation X (Dʳ Cazalas)

Phénomènes hystériformes d'origine intestinale et parasitaire.

La petite Sidonie R..., âgée de 13 ans, est atteinte depuis trois ans d'une affection caractérisée par des mouvements convulsifs et spasmodiques généralisés, en ayant imposé à un certain moment pour de l'épilepsie vraie. Cependant, on n'a pas noté d'auras. La crise tient beaucoup plus de la crise convulsive que de l'absence. Nous ne constatons pas de morsures de la langue, ni d'ecchymoses, sauf quelques phéno mènes d'épuisement après les crises. Du reste, la médication bromurée a jugé le cas par son insuccès total.

Cependant la situation s'aggravé. L'enfant a une grande agitation nocturne, de l'insomnie très pénible. Son caractère change. De plus, elle a deux points d'hyperestésie très douloureux : l'un siégeant à gauche de l'ombilic, l'autre sur la colonne lombaire, environ vers la deuxième vertèbre L'enfant est également prise plus spécialement la nuit d'un prurit vulvaire et anal qui aboutit à développer chez elle des habitudes d'onanisme que l'examen direct des parties génitales permet de constater (traces d'ongles, développement anormal du clitoris. Vulvite. Leucorrhée.) L'enfant est atteinte d'une faim morbide et d'alternatives de constipation et de diarrhée. La mère dit un jour avoir aperçu e petits vers dans les fèces, qui ne sont autres que des oxyures. Dès lors, l'étiologie s'explique et l'on accuse ces parasites d'avoir provoqué les accidents névropathiques ci-dessus relatés.

Traitement. — Grand lavage intestinal. Eau de Salut, usage interne et externe. Lavements répétés, sept à huit de suite. Il en résulte rapidement une grande sédation des phénomènes nerveux. Les crises diminuent peu à peu de fréquence et d'intensité ; aujourd'hui nous ne retrouvons plus qu'une très légère irritabilité chez notre petite malade.

Observation XI (Dr Pédeprade)

Ictus épileptique. — Retard cérébral.

L..., fillette de 8 ans. Pas d'hérédité similaire. Famille de névro-arthritiques. Rougeole à l'âge de 3 ans. A l'âge de 5 ans, pour la première fois, crises convulsives nettement épileptiques ; ictus sans aura mais avec cri initial, écume aux lèvres, etc. Ces crises se répètent depuis lors de façon assez régulière, trois à quatre fois par mois, sous la forme d'ictus, plus souvent de simple absence.

Antérieurement à ces crises, l'enfant démontrait en toutes

3 LA

choses une émotivité très grande qui s'est encore accrue depuis. L'évolution cérébrale déjà retardée se trouve encore momentanément ralentie.

Sur le conseil de plusieurs médecins, le traitement bromuré avec bains administrés le soir, en raison de l'apparition habituellement nocturne des crises, est organisé pour une période de douze mois. Ce traitement n'arrive pas à améliorer la situation d'une façon notable.

En 1901, l'enfant vient suivre un traitement hydrothérapique à Salut : douches à 32°, jet brisé, pression très légère au début et progressivement augmentée ; durée d'une minute à une minute et demie. Douches tous les deux jours.

Tous les soirs, tantôt à Salut, tantôt chez soi, selon les dispositions de la fillette, bain à 32°, durée de dix à quinze minutes. Le traitement bromuré n'est plus suivi que de façon très intermittente. Pendant ce traitement de deux mois, on ne note que deux crises.

L'enfant revient à Bagnères en 1903, n'ayant eu que des crises légères et rares depuis le traitement à Salut. En 1903, même traitement. *Pas de crises* pendant le traitement qui dure deux mois. Depuis, on n'a plus eu de nouvelles de l'enfant.

Observation XII (Dr Pédeprade)

Mérycisme.

A. F..., 14 ans, est un enfant d'apparence chétive, très émotif. Néanmoins, on n'a pas noté jusqu'en 1904 d'affection très nettement caractérisée. A cette époque, scarlatine de gravité moyenne à la suite de laquelle apparaissent des troubles gastriques (vomissements, algies nettement localisées, phénomènes dyspeptiques). En raison de l'intolérance gastrique, l'alimentation est pendant cinq à six jours réduite à de très petites quantités de liquide. Les vomissements cessent. L'appètit renaît. L'alimentation est reprise progressivement. Mais depuis le mois de mai 1904 sont survenus des phéno- mènes de mérycisme immédiatement après les repas. Le bol alimentaire revient souvent à la bouche et est alors tantôt rédégluti, tantôt rejeté par expulsion sans aucun effort. En même temps survient un changement notable du caractère du petit malade, qui devient susceptible, violent, désagréable pour les siens.

A la fin d'août, on se décide à instituer le traitement hy- drothérapique à Salut. Tous les jours, douche à 30°, jet brisé. Pression moyenne. Durée d'une minute. On donne aussi en boisson un verre et demi d'eau le matin. Le soir, bain de Salut 32°, durée de vingt à vingt-cinq minutes. Dès ce jour, l'enfant n'a plus de retour alimentaire, devient plus sage, dort mieux, et digère à peu près normalement.

Après un mois et demi, l'enfant quitte Bagnères, appa- remment guéri et ayant repris 1 kilogramme de son poids.

OBSERVATION XIII (Dr Pédeprade)

Incontinence nocturne d'urines.

B... est un enfant de 4 ans, ne présentant aucune tare névropathique héréditaire ou personnelle. Cependant depuis quelques mois, s'est manifestée une incontinence nocturne d'urines survenant toutes les nuits, malgré la précaution que l'on prend de réveiller l'enfant pour lui commander une miction. Tous les traitements médicamenteux sont essayés sans résultat.

Au commencement d'août 1905, l'enfant est soumis à un traitement hydrothérapique régulier. Tous les matins, dou- ches de Salut à 28°, jet brisé, pression modérée. Durée d'une minute et demie. Chaque soir, au moment du coucher, lotion fraîche lombo-périnéale d'une minute environ, suivie d'une friction sèche. On continue à réveiller l'enfant vers 2 heures du matin.

Durant le mois d'août 1905, l'enfant n'a plus que deux crises d'incontinence.

Une crise encore en septembre de la même année. Les douches de Salut sont suspendues vers le milieu du mois de septembre. Au 17 octobre 1905, on n'a pas revu de nouvelle crise d'incontinence.

Observation XIV (Dʳ Pédeprade)

Terreurs nocturnes.

L. R..., garçon de 7 ans, est un garçonnet irritable, très porté à la solitude, acharné à la lecture. Depuis l'âge de 6 ans, ses parents ont remarqué qu'il se réveille six à huit fois en pleine nuit en proie à une agitation désordonnée, non convulsive, sans cris ; ses yeux sont alors hagards et effrayés. La crise se termine d'ailleurs assez rapidement en une ou deux minutes, sans que l'enfant en garde le moindre souvenir.

On institue alors le traitement bromuré, on supprime les lectures et l'on fait vivre le petit malade au grand air. Les crises persistent aussi fréquentes, peut-être diminuées d'intensité. En juillet 1905, traitement à Salut; douche le matin à 32°, durée de deux minutes. Bain le soir vers 5 heures : durée vingt-cinq minutes à 32°. Une crise en juillet encore. Mais en août, on n'en constate plus.

Résumé clinique.

L'étude physiologique et thérapeutique complétée et éclairée par les observations cliniques qui précèdent nous permet d'aborder maintenant et de résumer les principales indications des eaux de Salut qui nous ont occupé jusqu'à présent. Les observations que nous venons de relater ci-dessus sont choisies naturellement parmi les plus concluantes, car, on a eu « à constater

« des succès inférieurs et même des insuccès à Bigorre
« comme ailleurs, mais en somme presque toujours,
« mes hystériques, mes névropathes sont revenus pour
« le moins très améliorés de cette station ». (J. Simon.)

Les malades par nous mentionnés peuvent se répartir
en trois catégories principales, et la trilogie suivante :
chorée, hystérie, état nerveux semble assez bien synthétiser les indications principales des eaux de Salut chez
les enfants.

I. — CHORÉE. — Les formes de chorée qui y ont
trouvé les améliorations les plus profondes et les plus
durables sont les chorées communes (chorée de l'enfance et de l'adolescence, de Sydenham, Chorea minor),
puisque nous laissons au domaine de l'hystérie la
grande chorée rythmique, la grande danse de Saint-Guy.
L'observation VII présente cependant un vif intérêt,
parce qu'elle nous rappelle un peu par ses rechutes ces
formes de chorées récidivantes semblant constituer une
sorte de transition entre les formes aiguës et chroniques. L'amélioration en fut notable, et peut-être doit-
on à Salut d'avoir enrayé l'évolution vers la chronicité
presque toujours fatale. « Un des phénomènes le plus
« avantageusement modifié, a écrit M. le docteur Dé-
« jeanne, c'est le tremblement qui accompagne bon
« nombre de maladies nerveuses liées ou non à des
« lésions du système nerveux. »

Nous n'avons pu découvrir à notre grand regret,
d'observations de chorées tardives; de chorées molles,
maladie de Parkinson, athétose, maladie de Basedow,
toutes ces affections si rebelles à toute thérapeutique

et dont il serait curieux d'étudier les modifications sous l'influence du traitement thermal. L'action sédative serait certainement d'un heureux effet puisque le grand principe dans le traitement de ces névroses, est de « tonifier et non d'exciter » (Dr Béni-Barde).

Il nous a été également impossible d'observer l'évolution de goîtres exophthalmiques, cette affection aussi commune à l'enfance qu'à l'âge extrème, sous l'influence du traitement hydrominéral à Salut ; et cependant, si nous en croyons le docteur de Ranse, l'efficacité en pareil cas des eaux minérales indéterminées est indiscutable.

La supériorité de Salut sur ses succédanées françaises ou étrangères (Pfäffers, Schlangenbad, Wildbad, Néris, Ussat), est surtout manifeste dans les névropathies ayant des rapports pathogéniques certains avec des diathèses, et nous savons, depuis les travaux de *G. Sée* et plus récemment de *Botrel*, de *Roger*, avec quelle fréquence la chorée s'accompagne de rhumatisme. Nous devons ajouter que jamais nous n'avons observé à Salut, de réveil des accidents diathésiques, qui ne serait possible qu'avec une médication imprudente et inexpérimentée.

II. — HYSTÉRIE. — Bien que l'hystérie, telle qu'on la conçoit habituellement avec son cortège dramatique de stigmates et d'accidents sans nombre (contractures, spasmes, paralysies, accidents viscéraux), soit une affection plus particulière à la période génitale, nous trouvons dans l'enfance des troubles fonctionnels parfois passagers tels que bégaiement, mutisme, toux idiopathique en l'absence de signes respiratoires ou stéthoscopiques. Parfois, même chez les enfants, on rencontre des accidents psychiques curieux, comme en présentèrent nos sujets des observations I et II. D'autres fois, l'éclosion des accidents hystériformes est conditionnée par une alimentation défectueuse ou par la présence dans le tractus digestif de parasites, ascaris, oxyures plus particulièrement, ou siégeant dans la région vulvaire et déterminant avec des phénomènes convulsifs ou spasmodiques des habitudes de masturbation et de frénésie sexuelle comme nous en avons nous-même observé un cas curieux.

Ce sont surtout ces cas qui furent surtout si profondément modifiés par l'action médicatrice des eaux de Salut. Le professeur *J. Simon*, les préconisait aussi dans les cas d'hystérie naissante ou avérée, et nous regrettons que le cadre restreint de notre sujet ne nous permette pas de mentionner ici les heureux effets que nous avons pu nous-même constater si souvent chez des adolescents atteints de désordres hystériques liés à la puberté consistant toujours dans la sédation progressive des phénomènes convulsifs ou délirants, aboutissant toujours à un calme bienfaisant.

III. — ÉTAT NERVEUX. — Sous cette dénomination un peu vague, on a coutume d'englober tous ces états pathologiques inconstants si communs à l'enfance, dénommés par les uns *éréthisme nerveux* (*Dupau*, 1819), *irritation spinale* par *Brown* (1829), *hyperesthésie générale* par *Monneret* (1860), *nervosisme* par *Bouchut* (1877); états capables de s'arrêter dans leur évolution ou au contraire d'aiguiller vers une forme quelconque de la névrose : hystérie, épilepsie, neurasthénie, suivant les conditions étiologiques particulières à chaque individu.

Dans cette vaste classe d'affections névropathiques, nous faisons rentrer les encéphalopathies improprement dites idiopathiques, les insomnies nerveuses, enfin tous les troubles douloureux divers que l'on ne peut, en l'absence de stigmates certains encore peu accentués, rattacher à l'hystérie de l'enfance.

La neurasthénie rentrerait aussi dans ce tableau. Si elle n'apparaît pas chez les enfants avec tout cet ensemble de symptômes cliniques qui la caractérise chez les surmenés, manifestée par un épuisement nerveux et surtout cérébral, nous trouvons néanmoins fréquemment, dans la pathologie de l'enfance, des formes d'asthénie neuro-musculaire conditionnées par une hérédité arthritique le plus souvent (névrose arthritique de *Charcot*, *Huchard*). L'influence bienfaisante de Salut sur ces formes-là est très grande, et l'observation V est un remarquable exemple de ses heureux effets dans un cas très rebelle d'insomnie nerveuse.

En un mot, toutes les affections névropathiques de l'enfance à forme convulsive, paraissant se rattacher à des lésions irritatives de l'axe cérébro-médullaire ou du système nerveux périphérique, sont profondément améliorées par le traitement hydro-minéral aux sources de Salut, qui exercent sur elles un effet sédatif très énergique.

Néanmoins il est, dans l'emploi de cette thérapeutique, certaines règles à observer scrupuleusement, et ce sont précisément les différents modes d'emploi préconisés que nous allons maintenant envisager.

CHAPITRE V

I. — Mode d'emploi. — Adjuvants de la cure.

Désormais fixés par les observations ci-dessus relatées sur les thérapeutiques variées qui ont été employées suivant les indications que nous venons d'examiner, le moment semble venu de synthétiser à cette place les diverses méthodes d'administration usitées et d'en déduire les règles générales qui régissent le mode d'emploi des eaux de Salut, règles d'ailleurs sujettes à des variations laissées au choix du médecin traitant suivant la diversité des cas cliniques entraînant souvent des indications trop spéciales pour être envisagées dans une étude aussi succincte.

Dans le traitement des affections que nous avons envisagées par les eaux indéterminées, une grande part revient aux bains et aux pratiques balnéothérapiques. Le *bain* de Salut est sédatif, antispasmodique, régulateur du système nerveux et par là capable de modifier la chaleur animale, l'éréthisme cardio-vasculaire. Il doit être donné à la température de 33°, c'est-à-dire à la température d'émergence, sans aucune modification artificielle ni addition d'eau étrangère. La thermalité de ces eaux doit être scrupuleusement respectée pour être efficace, et l'on a pu dire que l'eau minérale était « un organisme vivant ».

C'est par là que s'affirme l'incontestable supériorité des bains de Salut où le malade est mis dans une baignoire à *eau courante*, véritable piscine à renouvellement continu, ce qui assure la constance de thermalité et de composition de l'eau. Le bain doit avoir une durée d'environ trente à quarante minutes. Certains thérapeutes les voudraient plus prolongés, comme à Néris, par exemple (trois quarts d'heure une heure et plus), dans les cas s'accompagnant d'excitation, dans les chorées à mouvements très accentués. Mais on a vu survenir, sous l'influence de ces bains trop prolongés, des accidents résultant d'un ralentissement fonctionnel excessif du système nerveux général, et en particulier du système nerveux vaso-moteur, ayant compromis le résultat de la cure et ayant nécessité une orientation nouvelle de la thérapeutique.

Dans les cas de dépression nerveuse accentuée, le bain ne doit pas excéder un quart d'heure, suivi ou alternant de préférence avec une douche dont l'effet est plus tonifiant, compensateur. Ce mode d'administration est grandement facilité par l'existence de *bains-douches* permettant l'association sur place des deux médications.

La *douche* doit être l'objet de préoccupations et d'indications très précises pour le médecin qui l'ordonne. Elle doit, dans la plupart des cas, être tiède, courte (d'une durée d'une minute au maximum). La pression doit être très modérée. La douche à basse température est rarement bien supportée dans les débuts, car l'on ne saurait croire combien est fréquente cette susceptibilité dangereuse à l'action brusque et violente de l'eau froide sur le système nerveux périphérique et vaso-moteur.

Elle est particulièrement redoutable par ses effets dans les cas de chorée chez des enfants à antécédents héréditaires ou personnels rhumatismaux, chez qui la diathèse peut aisément se réveiller sous l'influence de la douche froide. Elle est seulement indiquée dans les états asthéniques, dans ces états difficiles à définir que l'on appelait lymphatiques, strumeux, où la première indication est de tonifier.

Dans les cas d'épilepsie, on doit, au début, être très prudent dans l'administration de la douche, qui sera tiède-chaude pour la première fois, afin d'éprouver la susceptibilité du sujet. Puis, si le malade semble la supporter sans accidents, on ira en diminuant progressivement la température pour joindre à l'action sédative un facteur plus énergiquement tonifiant.

On a préconisé ches les enfants qui, par une sorte de ralentissement vital des extrémités, sont, pour ainsi dire, des « refroidis habituels », un jet froid de 25° environ, pendant quelques secondes, qui déterminerait une révulsion favorable. Mais il ne faut s'y hasarder qu'avec une extrême circonspection.

La douche dite *écossaise*, la plus communément usitée dans toutes les stations thermales, est ainsi comprise : chaude, froide, chaude à la fin. Il ne faut pas la confondre avec la douche alternativement chaude et froide (douche dite *alternante*).

Dans les cas de névropathies qui nous occupent actuellement, il n'est pas utile de localiser spécialement la douche sur tel ou tel point de l'organisme.

Les pratiques électrothérapiques et massothérapiques consécutives au bain ou à la douche ne peuvent qu'accélérer la guérison dans certaines affections s'accompagnant de troubles trophiques.

Enfin, dans les cas où l'affection nerveuse s'accompagne, comme il arrive si fréquemment, de troubles concomitants du tube digestif ou de constipation habituelle, l'usage de l'eau de Salut en boisson et sous forme de douches ascendantes est indiqué. Les propriétés diurétiques et laxatives que nous avons déjà étudiées plus haut rendent souvent de très grands services. On est d'ailleurs secondé par la coexistence à Bagnères des sources de la *Peyrie*, de *Lasserre*, de la *Rampe*, celles-ci encore plus puissamment laxatives.

Dans les cas qui s'accompagnent de chloro-anémie, l'action tonique des douches trouve un précieux adjuvant dans la prescription aux repas d'eau ferrugineuse (source du *Grand-Pré*, fontaine de la ville).

C'est ainsi que nous trouvons groupés autour de Salut les éléments si divers de succès que nous venons d'annoncer et qui font de ces sources un groupe absolument spécial, peut-être unique dans l'histoire des stations thermales sédatives françaises.

II. — Climatologie.

L'importance considérable que l'on a accordée aux influences climatiques dans l'évolution et le pronostic des processus morbides, particulièrement des affections nerveuses, nous fait un devoir de résumer ici les connaissances acquises par de nombreux travaux antérieurs sur la climatologie de Bagnères-de-Bigorre.

La ville de Bagnères est située par 43° 3' 54" de latitude et 2° 11' 22" de longitude ouest, à 547 mètres d'altitude moyenne au-dessus de la mer.

La *pression barométrique* y est de 714 millimètres en moyenne. Certains disent 715,3. En tout cas, les variations s'exercent entre 700 millimètres et 720 millimètres habituellement.

La *moyenne thermique* mensuelle a varié en 1905, d'après M. Marchant, de la façon suivante :

	9 heures.	15 heures.
Juillet.....	21° 7	23° 9
Août......	18° 7	20° 1
Septembre.	15° 7	16° 9

Les écarts thermiques d'un jour à l'autre sont très faibles. Ils sont cependant sensibles entre la température diurne et la température nocturne. Mais, ils sont insensibles au cours de la « journée médicale », c'est-à-dire à l'heure habituelle du traitement thermal. Ces variations n'excèdent jamais 2°54 en septembre et 1°64 en juillet. La faiblesse de ces oscillations dit suffisamment combien les conditions thermiques sont propres à l'amélioration de l'état des petits névropathes si susceptibles à l'égard des variations thermométriques.

La *moyenne hygrométrique* (54,8, d'après M. Marchant) se rapproche plus de celle des climats très secs (60) que de celle des climats humides (80).

Les courants atmosphériques, très variables et irréguliers n'ont guère permis à des observateurs, même
aussi perspicaces que Maxwell-Lyte de déterminer d'une
façon précise leur direction, leur intensité exactes.
Cependant, pour ce météorologiste, il convient d'admet-
tre un « double courant journalier balayant toutes les
« impuretés de l'atmosphère, et ayant pour résultat de
« rendre entièrement pur l'air de la ville et de la
« vallée ».

Le degré de *nébulosité* s'élève à 6°23. En somme, le
climat de Bagnères, par toutes ces qualités se range
parmi les climats essentiellement tempérés et propres
à la perfection, d'une cure thermale sédative, sans permettre une action amollissante ou excitante qui nui-
rait à « sa tonicité suffisante pour relever les constitu-
« tions que l'hivernage a peut-être débilitées et que les
« fortes chaleurs accableraient ».

C'est séduit par ces nombreuses qualités que M. le
professeur Landouzy, au cours de voyages d'études mé-
dicales, pouvait à plusieurs reprises célébrer l'heureuse
efficacité du climat de Bigorre dans le traitement des
affections résultant d'un amoindrissement organique ou
physiologique héréditaire ou accidentel, en particulier
dans les affections ressortissant du domaine de la
pathologie infantile.

CONCLUSIONS

I. Les sources minéro-thermales sulfatées calciques, ferrugineuses, arsenicales et accidentellement sulfureuses de Salut (Bagnères-de-Bigorre), déjà connues depuis longtemps dans leurs rapports avec certaines affections organiques, exercent surtout une action incontestable sur les névropathies et particulièrement celles plus communes au jeune âge. (J. Simon.)

II. Comme pour les autres sources thermales à faible minéralisation dites indéterminées, indifférentes, akratothermales, la composition complexe des eaux de Salut reste impuissante à nous donner l'explication de leur énergique action *hyposthénisante* et *sédative*. Peut-être le progrès de la physiologie la trouvera-t-il dans leurs propriétés physiques (Thermalité. Électricité. Radio-activité.)

III. Quoi qu'il en soit, elles exercent une action puissamment modificatrice des fonctions du système nerveux cérébro-spinal et périphérique, parfois même curatrice de certaines affections névropathiques de l'enfance, en particulier des chorées ordinaires, même récidivantes, des états hystériques (stigmates et accidents divers) si communs au jeune âge, et en général de tous les états accompagnés d'irritabilité, d'excitabilité liés au développement.

IV. Les eaux de Salut s'administrent en bains, douches, boisson, et leur mode d'emploi doit être réglé sur des indications symptomatiques, étiologiques et pathogéniques très précises.

V. Leur action est secondée d'ailleurs par une hygiène climatique admirablement adaptée à la cure grâce à ses effets tonifiants et sédatifs, et à la coexistence à Bigorre de sources ferrugineuses, arsenicales, sulfureuses d'un très haut intérêt thérapeutique.

BIBLIOGRAPHIE

―――

I. — **Historique.**

Archives de la ville de Bagnères-de-Bigorre. L. X, n° 1. L. X, n° 15.

De Caubous. — Mémoires et observations, 1752-1777.

Descaunets. — Traité de la propriété et effet des eaux, bains doux et chauds de Baignières, 1728.

Laboulinière. — Voyage aux Pyrénées, 1808.

Registre des délibérations du corps municipal. K. p. 230 et suiv. S. p. 53, 305. T. p. 48, 240-268, 274.

II. — **Propriétés physiques et composition des eaux.**

Compte rendu de l'Académie des sciences. Mai 1904, p. 1150. Décembre 1904, p. 531.

Duclos. — Observations particulières des sels et des terres des eaux minérales. Académie des sciences, 1670-71, p. 72-77.

Filhol. — Analyse des eaux de Bagnères, 1861.

Ganderax. — Recherches sur les propriétés physiques, chimiques et médicinales des eaux de Bagnères, 1827, p. 191-193.

A. de la Garde. — Études pratiques sur les eaux salines, 1874, p. 137-153.

Lefort. — Traité de chimie hydrologique.

L. Marchant. — Présomption sur la nature minérale de la source thermale de Salut, 1840.

Marcorelle. — Observations sur la pesanteur et la chaleur relatives des différentes sources de Bagnères, 1766.

Salaignac. — Analise de l'eau minérale de Salut, avec les voyes par lesquelles on peut parvenir à la connaissance des principes qui minéralisent ces eaux. ? p. 9-20; 3060.

De la Varenne. — Dictionnaire thérapeutique de matière médicale, de pharmacologie et des eaux minérales de Dujardin-Beaumetz, 1883, t. I, p. 422.

III. — **Hydrologie.**

Béni-Barde. — Traité thérapeutique et pratique d'hydrothérapie.

Bourguet. — Instruction sur les eaux minérales de Bagnères-Adour par le citoyen R. Bourguet, médecin ordinaire de l'armée des Pyrénées-Orientales, 1794, p. 15, 17, 18, 22.

Bradshow's. — Dictionary of mineral waters.

Déjeanne. — Revue médicale et scientifique d'hydrologie et de climatologie pyrénéennes, 1887, n° 25.

P. Delmas. — Physiologie générale de l'hydrothérapie. (Étude analytique d'un travail du docteur Scheuer, de Spa), 1886, p. 10, 12 et suiv.

Dieulafé. — Les eaux sulfatées des Pyrénées. Th. Toulouse. Pharm, 1901, p. 11, 26, 57, 71, 74, 89, 97.

Durand-Fardel. — Traité thérapeutique des eaux minérales, 1857, p. 206-207.

Durand-Fardel. — Dictionnaire des eaux minérales, 1860.

Flechsig. — Balneotherapie, 1888.

Fontan. — Recherches sur les eaux minérales des Pyrénées, 1838, p. 100. 101, 102 et suiv.

Garrigou. — Eaux thermales de Bagnères-de-Bigorre, 1894.

Constantin James. — Guide des eaux minérales, 1865, p. 56, 59.

L. Lacoste. — Bagnères thermal, 1879.

Le Bret. — Manuel des eaux minérales, 1874.

Leconte. — Annales de la Société d'hydrologie de Paris, 1854.

Sarabeyrouse. — Observation sur la nature et les effets des eaux minérales de Bagnères, 1818, p. 31-46.

Verdo. — Précis des eaux minérales des Pyrénées, 1855, p. 223.

IV. — **C.inique. — Thérapeutique.**

Alibert. — Précis des eaux minérales, 1826, p. 124-135.

Barthey et Janné. — Traité clinique et thérapeutique des maladies des enfants, 1884.

Béni-Barde. — Traité thérapeutique et pratique d'hydrothérapie.

Bordeu. — Traité des maladies chroniques. Paris, 1818, t. II, p. 829-930.

Cascua. — Histoire thérapeutique des sources de Salut. Th. Paris, 1877.

Comby. — Traité des maladies de l'enfance, 1899.

Cougombles. — Les eaux de Salut dans les affections utérines, 1898.

Cougombles. — Les eaux de Salut en boisson, 1890.

Couzier. — Notice sur les eaux de Salut, 1890.

Couzier. — Clinique thermale de Bagnères-de-Bigorre, 1878-79.

Durand-Fardel. — Maladies chroniques, 1868.

D'Espine et Picot. — Traité pratique des maladies de l'enfance, 1899.

Ganderax. — Les eaux minérales de Bagnères-de-Bigorre. Th. Montpellier, 1841.

Gandy. — Les névropathes à Bagnères-de-Bigorre, 1893, p. 296-307.

De la Garde. — Des indications des eaux de Bagnères-de-Bigorre dans les névropathies et les maladies accompagnées d'excitabilité nerveuse, 1893, p. 20 et suiv.

Grasset. — Les eaux minérales dans les affections nerveuses. In Revue internationale de médecine et de chirurgie, 25 juin 1905, p. 208, 209.

Legendre et Broca. — Thérapeutique infantile, 1894.

Lemonnier. — Bagnères-de-Bigorre sous le rapport médical et topographique, 1841, p. 119, 137.

Marchant. — De l'action des eaux thermales à basse température et faiblement minéralisées, 1832, p. 147, 160.

Moulaux (J.). — Les vertus des eaux minérales de Bagnères.

Simon (J.). — Revue mensuelle des maladies de l'enfance, 1883-1884, p. 349, 444, 458, 520.

Soulier. — Traité de thérapeutique.

Soulier. — Cours magistral, 1905.

V. — Climatologie.

Gandy. — Congrès d'hydrologie et de climatologie de Biarritz, 1886, p. 224, 274, 483.

Gandy. — Compte rendu du Congrès de l'A. F. A. S., 1892, p. 194.

Gandy. — La station de Bagnères-de-Bigorre, p. 1, 2.

Maxwell-Lyte. — Climat de Bagnères-de-Bigorre sous le rapport hygiénique, 1864, p. 4, 5 et suivantes.

Weber (H.) et Parkes Weber (F.). — Eaux minérales et stations climatiques de l'Europe, 1899, p. 334, 388.

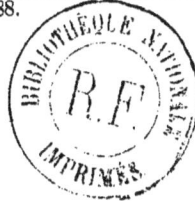

TABLE DES MATIÈRES

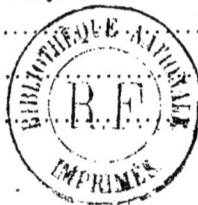